OBSERVATIONS

TRÈS-IMPORTANTES

A L'HUMANITÉ,

SUR

L'AMIDON DE SANTE.

OBSERVATIONS

TRÈS-IMPORTANTES

À L'HUMANITÉ,

SUR L'AMIDON DE SANTÉ.

CET AMIDON, & les Gelées salubres qu'on en fait à présent, sont annoncés à toute l'Europe, par Messieurs les Médecins Auteurs de la nouvelle Gazette de Santé (*) dans le N°. 44 du mois d'Octobre 1776.

ARTICLE PREMIER.

LE Gouvernement, toujours occupé du bien public, chargea, il y a quatre ans, la Faculté célebre de Médecine de Paris

____

(*) Ouvrage pour lequel on souscrit chez Ruault, Libraire, rue de la Harpe, à Paris.

A ij

de faire l'examen de l'analyfe des Pommes de terre, dont M. Parmentier, l'un des plus habiles Chymiftes, étoit chargé, & dont le but principal étoit la découverte d'un pain économique qui eût pu fervir dans les tems de difette.

La Faculté donna fon approbation, & des encouragemens à cet ouvrage par un rapport très-favorable ; depuis cette époque plufieurs Artiftes, fans connoître la route tracée, y ont néanmoins marché avec fuccès, entr'autres M. de Montot, quoique attaqué d'une maladie de langueur comparable au *rachilifme*, crut trouver dans les propriétés falubres & balzamiques de ce farineux nutritif un foulagement à fes douleurs aiguës, caufées par l'âcreté des humeurs. Le fuccès paffa fes efpérances, & fon procédé lui fit obtenir la Fécule dont il s'agit, & dont il compofa toutes fortes de gelées, au régime defquelles il fe foumit & dut fon entier rétabliffement. Flatté de fe rendre utile à fes Concitoyens, il voulut éprouver fi cette fécule précieufe ne conviendroit pas mieux pour la bouillie aux enfans comme plus nutritive & plus falutaire pour leurs tendres organes, que les bouillies ordinaires dont les plus habiles Médecins ont plus d'une fois condamné l'ufage. Il l'effaya d'abord fur quelques-uns encore à la mamelle, & le fuccès le plus complet répondit toujours à fon attente.

Il eut en même tems occasion de rencontrer dans le nombre de ses amis ceux dont la santé étoit apauvrie par des maux d'estomach & des épuisemens occasionnés par l'action trop corrosive des remèdes anti-vénériens dont le Public est aujourd'hui inondé, & particulièrement du sublimé corrosif, dont les effets sont si meurtriers quand il est mal administré. Ils s'y soumirent jusqu'à la substituer à la gelée de groseille, reconnue trop acide & suspecte dans les convalescences (a) de maladies quelconques, notamment après certaines petites-véroles dont le nombre a été si considérable cette année ; & cette gelée réussit encore à merveille dans les maladies de langueur & de consomption, il n'y a point de meilleur restaurant pour les Vieillards. Enfin M. de Montet desirant mettre le comble à la perfection de la Fécule de santé & de sa gelée, à cru ne pouvoir mieux y parvenir qu'en soumettant sa préparation aux lumières de la Société & Correspondance royale de Médecine, dont l'équité & l'amour pour le bien Public font le but, dans leur Gazette de Santé ; ouvrage qui, en perpétuant les arts, en corrige les vices, &c. &c.

(a) Voyez la Gazette de Santé, N°. 39, Année 1776.

L'accueil favorable qu'un Corps toujours attentif, & auffi eclairé que celui de MM. les Médecins de Paris, a bien voulu lui faire, & les effets progreffifs de la perfection de cette Fécule, l'ont engagé à fe faire connoître au Public, fur-tout d'après les encouragemens de cette illuftre Faculté, amie de l'humanité, à laquelle préfide la célébrité des vertus primitives de M. de la Saone, Premier Médecin de la Reine & du Roi, en furvivance.

En conféquence il vient d'établir, rue de Clichy, un vafte & difpendieux laboratoire pour pouvoir fubvenir aux demandes multipliées qui lui font faites de toutes parts.

Les Perfonnes qui voudront faire ufage de cet aliment falutaire, auffi pur que les élémens, pour nous fervir de l'expreffion de MM. les Auteurs de la Gazette, puifque cette Fécule eft indeftructible, incorruptible & fufceptible de fe conferver un tems infini fans la moindre altération, pourront également en faire des crêmes plus délicates pour les defferts, puifqu'elles parent aux indigeftions.

Il fe croit obligé d'avertir que les Pommes de terre de tout pays, telles que celles de l'intérieur du Royaume, n'ont pas les qualités propres à faire éclore les vertus & les propriétés dont la Fécule annoncée eft fufceptible; les Perfonnes qui aiment leur confer-vation ont même à craindre l'ufage de l'A-midon imité par des gens qui ignorent abfo-lument les lieux d'où il fe procure la majeure partie de fon Amidon, & pour recevoir le rafinage d'où dépend principalement la falu-brité de ces tubercules admirables qui ne font pas en vain nommées *Solanum Tuberofum*.

D'après l'ufage que tout être penfant ne peut fe difpenfer d'en faire au milieu de tant de maux qui ne ceffent d'affiéger notre frêle humanité, puiffe-t-elle, y trouvant fon fou-lagement, conferver fon eftime à l'Auteur, feule & digne récompenfe de fes veilles & de fes travaux.

EXTRAIT

De la nouvelle Gazette de Santé, N°. 44.

AMIDON DE SANTE.

» TEL eft le nom qu'on vient de donner
» à une fubftance belle, blanche, auffi pure que
» les élémens, qui fortifie & peut procurer
» le plus grand bien dans une infinité de cas.
» Un particulier attaqué d'une maladie de
» langueur, qu'on caractérife, en difant que

» les membres étoient contournés comme
» dans le *rachitisme*, s'est avisé de se mettre à
» l'usage d'une gelée faite avec cet Amidon;
» il s'en est si bien trouvé, que sa joie s'est
» convertie en enthousiasme, & il a auguré
» de sa guérison, réelle ou apparente, que
» cette substance pouvoit convenir dans bien
» des cas, Il l'a essayée d'abord sur quelques
» enfants, en la substituant au lait, & le suc-
» cès le plus complet a répondu à son attente ;
» il l'a donnée ensuite à une infinité de gran-
» des personnes, & toujours avec succès. Il a
» conclu enfin, par l'embonpoint & la bonne
» santé qu'il a procurée à tous ceux qui en
» avoient fait usage, que cette substance, &c.

» Quelle est cette substance précieuse ?
» C'est l'Amidon de Pommes de terre. Nous
» ne dirons pas, comme ce généreux Ci-
» toyen, cet Amidon guérit une infinité de
» maladies; mais cette substance, vue de près
» & suivie dans ses effets, n'a jamais offert
» que beaucoup d'avantages ; soit qu'on le
» considere comme aliment, comme restau-
» rant ; soit même comme remède, s'il est
» permis d'appeller un corps qui, par le chyle
» doux & balsamique qu'il procure, a la pro-
» prieté, à la longue, d'adoucir l'âcreté des
» humeurs au point de faire disparoître les
» symptômes d'une maladie lente ; nous pas-
» serons, d'ailleurs, sous silence ses autres

» qualités, pour nous borner à l'alimentaire,
» qui eſt connue & démontrée par le fait,
» puiſque pluſieurs enfans n'ont été nourris
» que de cette Fécule précieuſe. On tempere
» auſſi, avec avantage, l'action ſouvent trop
» vive du caffé & du chocolat, avec la
» même ſubſtance; elle eſt peut-être préfé-
» rable au Sagou & au Salep dans tous les
» cas où on employe ces farineux.

Les Auteurs de cette Gazette de Santé,
après quelques réflexions ſur ſon uſage intérieur, finiſſent en diſant: » Il en réſulte un
» aliment très-ſain qu'on donne dans les con-
» valeſcences difficiles & dans les maladies
» d'épuiſement.

» Pour en faciliter l'acquiſition au Public,
» M. de Montot (le même qui en a éprouvé
» l'efficacité dans une maladie de langueur),
» en tient de très-belle, que nous avons vues
» & examinées.

» Il ſeroit à ſouhaiter qu'une pareille ſub-
» ſtance fût d'un uſage plus familier & plus
» étendu; les enfans en ſeroient peut-être
» plus ſains, plus vigoureux, moins ſujets
» aux vers & aux coliques que donne la bouil-
» lie ordinaire.

APPROBATION

De la Société & Correspondance Royale de Médecine, composée de nos plus habiles & célèbres Médecins, & dont MM. de Jussieu & Paulet, nommés Commissaires ont été chargés d'en faire l'examen & le rapport.

» LA Société royale de Médecine nous
» ayant nommés pour examiner une substance
» à laquelle on a donné le nom d'Amidon de
» Pommes de terre, pour voir les avantages
» qu'on en pourroit tirer relativement à la
» santé, à raison de ses qualités nutritives,
» & quelles étoient les liquides les plus con-
» venables pour en faire des gelées ; après
» un mûr examen nous avons reconnus :

» 1°. Que cette substance n'étoit autre
» chose que la fécule farineuse de la racine de
» la plante connue de Lin, Auteur célèbre, &
» des Botanistes, sous le nom de *Solanum Tu-*
» *berosum,* & du Peuple, sous celui de *Pommes*
» *de terre.* 2°. Que cette espèce d'Amidon, tel
» que nous l'avons vu & comparé avec celui
» que nous avons tiré nous-mêmes de cette
» racine est d'un blanc de neige, insipide au

» goût, un peu brillanté. 3°. Que ce même
» corps, tout formé par la Nature & contenu
» dans les célulles de cette racine, n'eft point
» l'ouvrage de l'Art, c'eft-à-dire, celui du
» feu ou de la fermentation; qu'il fuffit pour
» l'obtenir de brifer les célulles dans lefquelles
» il eft contenu. 4°. Qu'étant fpécifiquement
» plus péfant que l'eau, lorfqu'il eft mêlé à
» froid à ce liquide, il fe précipite au fond
» du vaiffeau. 5°. Qu'étant uni aux liquides
» d'ufages ordinaires, mis en ébulition, il fe
» convertit très – promptement en gelée.
» 6°. Que cette gelée, infipide au goût,
» poffède la propriété de nourrir, fur-tout
» lorfqu'elle eft unie à un corps doux tel
» que le fucre ordinaire, & M. de Montot
» nous ayant repréfenté de femblables gelées
» faites avec du vin blanc & d'autres li-
» quides, nous les avons trouvées de très-
» bonne qualité, & très-propres à fournir
» une nourriture faine. C'eft pourquoi nous
» effimons que la Société Royale de Mé-
» decine ne peut qu'approuver l'ufage d'une
» pareille fubftance, & applaudir au zèle de
» ceux qui font des efforts pour donner
» à fa préparation tout le dégré de perfection
» dont elle eft fufceptible.
  Signés, DE JUSSIEU & PAULET.

»' Meffieurs DE JUSSIEU & PAULET,
» qui avoient été nommés par la Société &

» Correspondance Royale de Médecine pour
» examiner la Fécule ou Amidon des Pom-
» mes de terre , en ayant fait un rapport
» avantageux dans la Séance qui a été tenue
» le Mardi douze Novembre mil sept cent
» soixante-seize, elle a jugé cette substance,
» ainsi préparée, digne de son approbation.
» En foi de quoi j'ai signé le préfent. A
» Paris, ce 15 Novembre 1776.

Signé, VICQ DAZIR.

L E T T R E

De M. Parmentier , *Penfionnaire du Roi ,*
à MM. les Auteurs de la nouvelle Gazette
de Santé , tirée de la même Gazette , N°. 49.

» DEPUIS que vous avez annoncé ,
» Messieurs, dans votre feuille l'Amidon de
» Pommes de terre, & l'ufage qu'on pouroit
» en faire intérieurement, on m'a écrit & l'on
» eft venu chez moi pour s'informer : 1°. Si cet
» amidon étoit retiré fuivant la méthode que
» j'ai déjà indiquée il y a quelques années.
» 2°. Si j'avois été témoin des procédés par
» lefquels on préparoit la gelée qui en refulte.
» 3°. Enfin, quel dégré de confiance on devoit

» lui accorder par rapport à ses propriétés
» médecinales. Pour éviter toutes démarches,
» & particulierement l'embarras d'une cor-
» respondance à la quelle mes affaires particu-
» lières ne me permettent pas de me livrer,
» j'ai prié M. de Montot de me fournir l'occa-
» sion de faire une réponse satisfaisante pour
» les Personnes qui m'ont fait l'honneur de
» me consulter sur cet objet. En conséquence
» il s'est empressé de me montrer sa fabrique;
» & j'ai vu, dans le plus grand détail, les
» moyens dont il se sert pour extraire des
» Pommes de terre la Fécule que ces racines
» renferment & convertir cette Fécule en ge-
» lée agréable : ainsi je ne saurois me dispen-
» ser de rendre justice à la vérité, & je déclare
» avec plaisir qu'il est impossible d'apporter
» à ce genre de travail plus de soins & d'in-
» telligence. Quant aux effets de cette gelée,
» dans l'économie animale que l'Auteur lui at-
» tribue, c'est aux Medecins & à l'experience
» à prononcer. Tout ce que je suis en état de
» certifier, c'est que j'ai vu des dévoyemens
» très-opiniâtres, contre lesquels on avoit
» tout tenté, ceder à l'usage de l'Amidon des
» Pommes de terre & que plusieurs Personnes
» affectées d'aigreurs & de maux d'estomach
» ont été radicalement guéries par ce moyen
» unique; il est aisé de voir d'ailleurs tout ce
» que j'ai avancé à ce sujet dans mon ouvrage

» économique des Pommes de terre, ainſi que
» dans les notes ajoûtées à la chymie hydro-
» lique de M. le Comte de la GARAYE.

   » Je ſuis, &c.

   » Nous n'ajoûterons rien à cette approba-
» tion de M. Parmentier, un des meilleurs
» juges qu'il y ait ſur cette matière, &, en
» quelque ſorte, le créateur de la choſe.
» Nous avons été ſurpris de la perfection
» qu'on vient de donner à ces ſortes de ge-
» lées, belles, tranſparentes, &c. Celle
» qui nous a paru la plus propre à flatter le
» goût, & la plus convenable à tous les
» tempérammens, eſt celle qui eſt faite à
» l'eau & au citron. Elle eſt parfaite, & nous
» nous félicitons tous les jours d'avoir con-
» couru des premiers à encourager à per-
» fectionner une préparation qui offre au
» Public un reſtaurant d'une reſſource in-
» finie dans la plûpart des maladies & dans
» la ſanté, un aliment auſſi agréable & auſſi
» ſain qu'il eſt peu diſpendieux.

Article II.

L'intention étant de faciliter le goût & la commodité du Public, l'Auteur a imaginé, pour les Personnes qui désireroient préparer elles-mêmes la gelée annoncée, de composer la Fécule toute prête à cet effet, afin qu'on puisse, aussi aisément qu'on fait le chocolat, s'en procurer à l'instant qu'on le voudra & dans la quantité qu'il plaira.

on la distribuera par paquet d'une livre & demi-livre cachetée ; &, comme il y en aura de plusieurs espéces, suivant les liquides dans lesquels on voudra les prendre, on a eu le soin d'étiqueter chaque paquet de la manière suivante, sçavoir :

» No. 1. Fécule pour la gelée, avec la » manière de s'en servir.

» No. 2. Fécule pour le bouillon, avec la » manière de s'en servir.

» No. 3. Fécule pour la bouillie des enfants, » avec la manière de s'en servir.

» No. 4. Fécule pour les crêmes, avec la » manière de s'en servir.

Le prémier Dépôt restera toujours rue du Temple, entre celles de la Corderie & Portefoin, vis-à-vis l'Hôtel de la Croix de Malthe, chez M. de Montot, l'Auteur, à Paris; &, pour le centre de cette Capitale, le second Dépôt se tiendra, par la veuve de Lamey, chez M. Talma, Chirurgien-Dentiste, rue Mauconseil, vis-à-vis la Comédie Italienne, la porte cochere en face de la rue Françoise.

FIN.

APPROBATION.

J'AI lu, par ordre de Monseigneur le Garde des Sceaux, un manuscrit intitulé : *Observations très-importantes à l'Humanité sur l'Amidon de Santé, par M. de Montot*, & je n'y ai rien trouvé qui puisse en empêcher l'impression. A Paris, ce 5 Décembre 1776. **MACQUER.**

De l'Imprimerie de la veuve **BALLARD,** rue des Mathurins, 1777.